AF343197

# LETTRES

## SUR

## L'ANALYSE,

## LA VERTU,

## ET LES EFFETS

de l'Eau Naturelle & Minérale, dont
la Source eſt dans le Jardin de feu
M. Billet, proche la Croix Faubin,
au Faux-bourg S. Antoine à Paris.

Troiſiéme Edition reveuë, & augmentée
d'Approbations.

*Avec permiſſion.*

1707.

## Avertissement.

LEs *nouvelles de Roterdam du 8. Avril dernier ont appris deux choses sur cette Eau. La premiere, qu'on la distribuë* toûjours *gratuitement aux Religieux & Religieuses, & aux* pauvres. *La seconde,* que bien que cette eau soit d'elle mesme toute bien-faisante, & que l'on puisse en boire utilement à sa soif, ( devant & aprés le repas, & dans les repas mesme, ) *l'on ne la distribuë neantmoins à aucune personne, de quelque qualité qu'elle soit, sans l'ordonnance d'un Docteur en Medecine de la faculté de Paris.*

*De plus, M. de Visé ayant répandu dans le Royaume les premieres idées que le public a reçeu de cette Eau, l'on renvoye à ce qu'il en a dit & rapporté dans son Mercure du mois de Juin 1706. & dans celuy de Janvier 1707. ceux qui voudront en estre plus amplement informez que par ces lettres.*

*Aussi, s'exempte t-on de donner icy l'Analyse que M. Lemery a faite de cette Eau, & mesme d'y employer l'observation que Messieurs de l'Académie Royale des Sçiences viennent d'en faire imprimer dans le Recueil de leurs Memoires de l'année 1706. feuillet 40.*

*Il est facile de les voir dans les uns ou les autres de ces ouvrages qui ont donné à cette Eau l'eclat de la réputation où el'e est aujourd'huy soit contre les repletions de bile, les ébulitions de sang, les vapeurs, soit contre les retensions d'urine & les dereglements qui surviennent au sexe & autres accidents de leur suite.*

*L'on vous advertit seulement de l'attente où l'on est de sçavoir si les distillations & les experiences Physiques qui ont esté faites de cette Eau depuis quelques jours par M. Mosnier Docteur en Medecine, qui accompagna M. le Duc de la Force aux Eaux de Bourbon il y aprés de deux ans, adjousteront rien de nouveau à tout ce qui est dans ces ouvrages, touchant cette Eau; & l'on vous assure seulement de la promesse qu'il a faite à gens de merite,* que ce qu'il a remarqué sur cette eau fera dans peu connoistre que ceux qui y ont travaillé avant luy avoient obmis des choses qui n'estoient pas indifferentes pour la parfaite connoissance & le bon usage de cette Eau, *par le moyen de laquelle on peut joüir d'une grande santé & d'une longue vie.*

*On espere, d'autre part encore un traité curieux sur cette Eau.*

# PREMIERE LETTRE
## DE M. B. D. M.

*à M. l'Abbé de Vallemont, en luy envoyant l'Analyse de l'eau naturelle & minerale dont la source est dans le jardin de feu M. Billet de la Croix Faubin à Paris.*

JE satisfais à vostre curiosité, Monsieur. Voicy le Memoire & l'Analyse que j'ay receus de la main mesme du methodique & sçavant M. Lemery le pere, Docteur en Medecine, & l'un de Messieurs de l'Academie Royale des Sciences.

On voit dans cette Analyse, qu'on approchoit assez des qualitez de cette Eau minerale, quand on avançoit qu'elle tenoit delicatement de plusieurs mineraux, & qu'on y apperçevoit, suivant quelques uns quelque peu de soulfre, de vitriol, & de mars ; & suivant quelques autres, le nitre sur toutes choses. Il y a dans le dixiéme chapitre du 31. livre de l'Histoire naturelle de Pline, une vive ressemblance de la source de l'eau dont il s'agit. Vous vous souviendrez, Monsieur, que cet Auteur y parle d'un Lac de Macedoine, & que decouvrant en cet endroit un nitre qu'il qualifie le meilleur Sel de la terre, & le meilleur nitre du monde ; il nous apprend qu'il se voit un miracle en ce lac, qui est, qu'il ne croist jamais, quoyque la source qui est au milieu de ce lac, jette ordinairement une prodigieuse quantité d'eau. C'est ainsi que l'eau de la

source de M. Billet est toûjours d'une mesme hau-
teur, quelque quantité qu'on en puise : &, selon ces
naturalistes de nos jours, il ne s'y trouve point d'autres sels que le nitre ou le sel nitreux, que l'experimenté M. Lemery en a tiré depuis peu.

On voit de plus dans cette analise, que par le
moyen du couteau aymanté, ce sçavant Academi-
cien a veu que quelques particules de fer se rencon-
trent en cette eau, & que la plus part des terres
grasses contiennent du vitriol, qui estant calciné
peut estre réduit en fer ; & qu'enfin le sel essentiel,
que cet experimenté Chimiste en a tiré, a la dou-
ceur & le mesme goust que l'extrait de mars. Ce qui
prouve sensiblement que la propre substance de cette eau contient du mars ainsi que d'autres mineraux : c'est ce qui ne contribuë pas peu à la bonté
& à l'excellence de cette eau minerale.

On voit aussi dans son Memoire sur cette eau
la veritable raison pour laquelle la bonté de cette
eau ne s'est divulguée que depuis le deceds de M.
Billet. Il aimoit la tranquillité, & il a redouté la
foule de ceux qui y accourent aujourd'huy. Vous
sçavez Monsieur que l'eau Marcia qui couloit à Rome, & qui n'estoit la meilleure de toutes les eaux de
Rome, qu'à cause du raffraischissement & de la santé qu'elle donnoit, n'avoit pas toûjours esté connuë,
ni toûjours appellée Marcia. On ne la nommoit auparavant qu'Aufeïa , & avant que Marcius l'eust
honorée de son estime, ainsi que de son nom,
l'on ne la tenoit pas comme l'on fit depuis, pour
l'eau la plus excellente de cette capitale Ville du
Monde. Possidius l'affranchi de Claudius Cesar ne
communiqua aussi son nom de Possidius à sa fontai-
ne dans Naples, qu'aprés qu'il en eut ressenti les

singulieres vertus. On publie dans un temps ce
qui eſt inconnu & ſecret dans un autre. La premiere decouverte de toutes les bontez de l'eau de la
ſource de M. Billet n'eſt pourtant nullement nouvelle : elle ne paroiſt nouvelle maintenant que parce qu'il n'a jamais voulu la rendre commune, ni la
voir devenir l'eau du public.

En effet, Monſieur, cette eau n'eſt preſentement
appellée l'eau de ſanté, que ſur ce que le Medecin
ordinaire de Henry le Grand, M. de la Broſſe, oncle maternel de M. Fagon premier Medecin, luy
donna dés ſon temps le nom d'*Eau ſanative*, comme l'a tres bien remarqué le Docte M. Lemery : & (ſi
la Parque, cette impitoyable meurtriere, qui n'épar-
gne perſonne, ne nous avoit pas ſitoſt moiſſonné
ce Genie d'une famille née pour la conſervation
de la perſonne de nos plus grands Monarques,) ce
ſçavant homme l'auroit miſe dans l'uſage où nous
la voyons actuellement ( dés le temps qu'il faiſoit
ſes additions à l'ouvrage d'un Auteur de ſon merite & de ſon nom, contre la peſte ; & quelques
années avant que les Dames Religieuſes du Cou-
vent de la Place Royale euſſent reçu de luy un
des premiers & dés plus beaux ornemens de leur
Communauté, j'entends parler de feuë Madame
de la Broſſe, qui par ſon rare merite ſous le nom
de Sainte Dorothée qu'elle portoit en religion s'eſt
acquis juſques à l'eſtime de Madame de Mainte-
tenon.) Monſieur Patin ne voyoit jamais cette eau
ſans en gouſter. Monſieur Moreau le pere, en uſoit
tres-ſouvent, & la preferoit meſme au vin eſtant
à jeun. M. l'Abbé Bourdelot dit un jour qu'elle
l'empeſchoit de ſe mettre en colere. M. Brayé la
faiſoit prendre, & eſt venu la voir boire pluſieurs

fois à ſa ſource, par une grande Princeſſe de nos jours qui a veſcu prés de cent ans; (c'eſtoit Madame la Princeſſe de Carignan.) Tout Paris a veû cette grande Princeſſe venir preſque toutes les ſemaines en eſté ſe promener, & reſpirer un air charmant ſous les magnifiques orangers & mirtes de M. Billet : elle s'y repoſoit pendant un temps conſiderable, avec ſes deux jeunes & charmantes Princeſſes, & le plus heureux de leurs cinq freres en beuvant de cette eau ſur le bord de ſa ſource, comme pour inſpirer par ſes pas, que cette eau eſtoit dés lors regardée & reconnuë comme quelque tréſor ſingulier, & inſinuer en meſme temps qu'une eau comme celle-cy, ne peut jamais eſtre plus utilement beuë que de la ſorte, c'eſt-à-dire, & recemment tirée, & ſur le bord de ſon lit.

Mais comme ces témoignages ſont de gens qui ne vivent plus, en voicy de quelques perſonnes dignes de foy, qui ſont encore parmy nous. Un de nos plus anciens Medecins oculiſtes M. Bailly, ſe ſouviendra s'il luy plaiſt de l'eſtime qu'il fit de cette eau, & de l'admiration où il fût il y a plus de quarante ans, lorſqu'en ayant gouſté, & que voulant porter M. Billet à s'en faire ou pour luy ou pour les ſiens un revenu agreable, il ne put jamais obtenir de luy ni le perſuader de la debiter par intereſt ou autrement. Le Medecin Anglois aggregé au College de Bruxelles, M. Verreau, peut, Monſieur, témoigner la meſme choſe. Trois des plus habiles Chirurgiens de Paris, Meſſieurs Tribouleau, Gilles, & du Verny peuvent auſſi certifier, avec nombre de gens de merite, que le plaiſir de feu Monſieur Billet n'ayant jamais eſté de voir de nouveaux viſages chez luy, il n'y recevoit avec plaiſir que ſes anciens amis.

Cette eau n'est aussi appellée l'eau de cent ans, que parce que luy & plusieurs personnes qui en ont bû ont vescu presque un siecle sans aucune infirmité, quoyqu'ils n'ayent eu recours pour avoir une si saine & une si longue vie, qu'à l'eau de sa source. On se souvient encore dans sa famille qu'un jour Monsieur Theophraste Renaudot Medecin luy dit en goustant de cette eau, qu'en cultivant le lieu de cette source, il avoit trouvé le moyen de vivre en Caton le reste de ses jours, avec une santé parfaite, & d'une tres-longue durée. On m'a protesté que Messieurs de la Vrilliere, & Hotman, Monsieur le Duc de Gesvres, le grand Archevesque de Paris Monsieur du Harlay, & Monsieur le Chancelier Boucherat, l'ont pareillement felicité sur le sujet de la mesme eau, & en ont bû plusieurs fois sur le lieu, ainsi que le faisoit Mademoiselle de Montpensier, quand son Altesse Royale honoroit de sa veuë, les orangers & mirtes qu'elle souhaittoit pour Choisy.

Aussi, est-il présentement de toute nottorieté, qu'aucune eau ni de source ni de riviere, ne surpasse celle - cy en legereté, agréement, & bonté. Des personnes de consideration m'ont assuré que sa legereté surpasse celle mesme de l'eau de la Seine, en quelque lieu qu'elle soit puisée, & prétendent que cette legereté surpasse autant celle de l'eau de la neige, que la legereté de l'eau de la neige surpasse celle de l'eau de la pluie, & que la legereté de l'eau de la glace surpasse celle de l'eau de la neige ; quoyque toutes ces trois eaux de neige, de pluie, de glace, passent pour estre plus legeres que toute eau terrestre.

Mais comme je n'ay pas encore fait ces experiences, je me contenteray de vous asſurer qu'elle eſt plus legere que pluſieures ſortes d'eaux minerales des plus eſtimées. Au reſte, on ne la gouſte jamais qu'on ne la louë, & on ne luy trouve jamais aucun gouſt qui puiſſe eſloigner d'en prendre en meſme temps pluſieurs verres. C'eſt tout vous dire, qu'il y a eu des hommes de tres-grande érudition, & de qualité diſtinguée qui en ont pris cet eſté dernier en une heure juſques à ſix verres, & qui s'en ſont ſi bien trouvez que l'un du plus haut rang d'entre eux, M. L. M. D. C. ne put s'empeſcher de s'écrier que les Rois & les Princes des Parthes avoient couſtume de ne boire que de celle du Fleuve *Choalpés*; mais qu'ils auroient volontiers préféré celle cy à celle de ce Fleuve. C'eſt pour quoy vous ſerez informé, que l'on ne ſe ſert point de pompe pour en tirer la quantité journaliere que l'on en puiſe, & que quoyque ſa ſource ſoit de trois toiſes & demie en terre, on ne ſe ſert d'aucune choſe qui puiſſe la faire changer de gouſt ou de vertu, par quelqu'attouchement de metail qui faſſe partie du vaiſſeau avec lequel on la tire du lit de cette ſource.

Il faut Monſieur, que tout parfait Scrutateur des cauſes ſecondes, & que tout penetrant obſervateur des productions de la terre que vous ſoyez, vous me permettiez de vous ajoûter deux choſes à ne pas paſſer ſous ſilence ſur cette eau. La premiere, c'eſt que quand M. Billet y avoit recours pour la conſervation de ſa ſanté, il la faiſoit tirer dés le grand matin, & de telle maniere qu'on ne la troubloit en aucune façon, & c'eſt cette premiere remarque qui a fait entierement quitter le deſſein de la faire pomper, pour en fournir utilement tous ceux qui viennent en demander. La ſeconde, c'eſt qu'il ne la

beuvoit, par maniere de medecine, qu'à jeun, aprés
qu'elle eſtoit un peu repoſée hors de ſon lit. Il en
beuvoit alors deux verres au plus, à une demie heure
l'un de l'autre, ſur toût, dans ces dernieres années.

Souffrez encore je vous ſuplie, Monſieur, qu'à
ces deux petites obſervations, j'en joigne une troiſiéme & derniere; c'eſt que comme l'eau en queſtion a
beaucoup moins de vitriol que celle de Paſſy, &
qu'elle pouſſe avec moinsde force aucommencement
( car elle cherche & delaye les humeurs d'un maniere plus douce ) l'un des cinq celebres Medecins,
qui l'ont autrefois le plus approuvée, eſtimoit que
pour luy donner plus de vif contre la bile non ſeu-
lement il falloit qu'elle fuſt la premiere puiſée le matin, mais qu'à l'égard principalement des perſonnes âgées il eſtoit bon dans chaque verre d'y mettre de l'eau de vie, environ plein une demie coquil-
le d'une groſſe aveline. Les quatre autres grands
hommes, qui luy ont comme donné le point du jour
de l'eſtime ou elle eſt aujourd'huy, n'eſtoient pas de
ce meſme ſentiment : il prétendoient que par ſa
ſeule vertu, elle ſuffiſoit pour *fondre benignement*
les glaires, regler inſenſiblement les Dames, & dou-
cement operer les effets qu'on en reſſent, pour une
ſaine & longue vie ; ſoit contre les maux de teſte &
de cœur, ſoit contre les autres infirmitez, que les
ſçavans peuvent entrevoir.

Mais entre tous les Artiſtes qui ont les premiers
travaillé ſur cette eau, & qui ont tenté d'en decou-
vrir tout le merite, dés l'entreveuë du recit que le
public en a eu, par le Mercure Galand du mois de
Juin de l'année paſſée, M. le Noir veut que l'on
ne puiſſe jamais mieux en uſer ( medecinalement )
qu'aprés avoir jetté dans le premier de tous les

verres qu'on en boira, un demi gros de fel vegetal, & qu'aprés s'eftre préparé à fa boiffon, par quelque petit remede, le foir precedent, comme on fe prépare à l'ufage des autres eaux minerales qui demandent toutes abfolument cela. Auffi, cet homme judicieux ne veut - il pas que l'on s'en ferve (medecinalement,) c'eft-à dire, qu'on fe fixe à en boire une grande ou petite quantité qu'on ne confulte auparavant quelqu'un de Meffieurs nos Docteurs en Medecine aufquels feuls appartient d'en ordonner un fage & un utile ufage ; & qui fur les experiences phifiques de l'analyfe faite par l'exact M. Lemery, feront s'il leur plaift les experiences medicinales pour le bien du public, qui eft la feule chofe que l'on s'eft propofée dans la diftribution gratuite qu'en a fait faire, l'efté dernier, le fils de feu M. Biller.

Meffieurs Hecquet, du Frefne, la Carliere, Faiffetiere, Gaillard, Bailly, Leauté, Jaquemier & autres des plus habiles Docteurs en medecine de la faculté de Paris, en ont déja veu des effets, les uns en leurs propres perfonnes, les autres en celles de ceux aufquels ils peuvent en avoir permis quelqu'ufage, ou l'avoir ordonné ; foit parmi les Dames du Cloiftre ou du Siecle, foit parmi les gens de la Robbe ou de l'Epée qui y font venus & qui fe font dits envoiez par ces Meffieurs, pendant le cours de ce mefme efté.

Voilà Monfieur, tout ce que j'ay appris fur cette eau naturelle & minerale aux portes de Paris, & ce qui accompagnera s'il vous plaift, & le Memoire & l'analyfe dont vous m'avez fait l'honneur de me demander copie. Je fuis avec un tres-profond refpect, Monfieur, Voftre tres-humble, tres-acquis, & tres-obligé ferviteur, B. D. M. Ce 7. Fev. 1707.

# SECONDE LETTRE

*de M. le Bailly à M. l'Abbé de Coutes, tou-*
*chant l'Eau naturelle & mineralle, du*
*Jardin de feu M. Billet, prés la Croix*
*Faubin à Paris.*

Monsieur, Le nitre qui donne la fecondité aux terres de l'Egypte par le debordement du Nil contient en foy un principe de vie, que les fçavants ont celebré de tous temps. Ce puiffant principe de vie eft peut-eftre le remede univerfel que l'on cherche depuis tant de fiecles, du moins ne connoiffons-nous rien dans les trois Regnes de la Nature dont un fage ufage foit plus capable d'entretenir la fanté, & de la rétablir quand elle eft attaquée par ce torrent d'infirmitez, qui font une guerre continuelle & opiniâtre à la vie des hommes. Feu M. de la Broffe Medecin Ordinaire de Henry le Grand, & oncle de M. Fagon, premier Medecin de Loüis le Grand, ne faifoit point de difficulté de déclarer que le Nitre eft le remede le plus affuré que nous ait donné la Nature contre les venins, & mefme contre la pefte ; il exalte merveilleufement les vertus & les qualitez du nitre, & il le préfere fans hefiter à tout ce que nous tirons de remedes de la famille des mineraux. Diofcoride, que cite M. de la Broffe dans fon traité de la pefte, avoit une idée tres-avantageufe des vertus du nitre, & dés lors ce precieux mineral eftoit dans une grande celebrité. Comme dans l'eau naturelle & minerale du jardin de M. Billet, le nitre y domine ainfi

qu'on l'a reconnu par les différens éxamens qui
en ont esté faits : il ne faut pas s'étonner si M. de la
Brosse estimoit tant cette eau qu'il la nommoit, par
excellence, *Eau Sanative, un bienfait singulier de
la Nature, & un tresor qu'elle a placé aux portes de
Paris, pour la conservation de la santé & de la vie
des Habitans de cette grande Ville.* Ce fut par un
pur hasard que M. de la Brosse connut cette Eau
minerale. Ce grand homme persuadé qu'il faut
exercer le corps par le travail, quand l'esprit est
exercé par l'étude, se promenoit un jour sur les
hauteurs de Mont-Loüis, & comme il en des-
cendoit, il entra par curiosité dans le jardin de feu
M. Billet. On puisoit alors de cette eau pour les
arrosemens du jardin, & il observa que toutes les
plantes, les orangers, les mirtes, les grenadiers,
& autres arbres, y paroissoient d'une guayeté &
d'un embonpoint, pour ainsi-dire, qu'on ne voyoit
point dans aucun jardin d'alentour. M. de la Brosse
en attribua la cause à l'eau dont on se servoit chez
M. Billet, pour arroser son jardin. Sur cela ce ce-
lebre Medecin gousta de cette eau, & il la reconnut
tres-bonne, agreable, & extraordinaire. En mesme
temps il vit sur le visage de toute la famille de M.
Billet un air de santé & de fraischeur, qui luy fit
augurer qu'il y avoit dans cette eau dont on usoit
pour tremper le vin & pour les autres usages de la
vie, ce principe de vie, & cette vertu de *purifier
& de rafraischir le sang,* qu'il a si heureusement reconnu dans le nitre. Ce sçavant homme ne se trom-
poit pas dans ses conjectures ; car enfin il y a du
temps que le sieur Plantier Artiste de Montpellier,
ayant oüy parler que plusieurs Personnes de Paris
estimoient cette eau, & en usoient avec succés pour

attenüer & incifer les humeurs tenaces qui corrom-
pent le fang, il travailla, felon les régles de l'art, &
il trouva qu'il y a un fel qui y domine & qui la
rend comparable aux eaux du Nil, que l'on a toûjours regardées comme la caufe efficiente de la fé-
condité des terres, des animaux, & des hommes de
l'Egypte.

Mais aprés l'analyfe que l'illuftre M. Lemery
vient de faire de cette eau où il declare que le precieux fel nitreux y prédomine, cette verité eft maintenant au deffus de toute conteftation. Ce fçavant
a rendu compte à l'Academie Royale des Sciences, de cette analyfe, comme il paroift par les memoires qu'on a publiez en 1706. J'ajoûte, Monfieur,
à ce que je viens d'avoir l'honneur de vous dire,
qu'on a reconnu par de fréquentes experiences que
cette Eau porte avec elle *un efprit vivifiant & nu-
tritif, qui regenere les forces des parties les plus lan-
guißantes, qui en réveille les fonctions & les réta-
blit, en les délivrant de toutes les humeurs fuper-
flues qui interrompent le mouvement naturel de la
circulation des liqueurs.*

Quant à la méthode de fe fervir de cette eau,
j'eftime qu'il feroit plus feur de la boire fur le lieu
de fa fource, de crainte de perdre ce précieux vola-
til nitreux, qui ne fe repare point. On peut néan-
moins en porter dans des bouteilles bien bouchées.
Il faudroit auffi la boire quelquefois *un peu chau-
de* & n'en prendre que trois ou quatre verres, & à
jeûn autant qu'on peut ; & felon la nature du mal
il en faut ufer plus ou moins long temps. Il eft bon
de laiffer de fois à autre un jour franc, afin de donner le temps au fel de cette Eau d'agir fur les humeurs, & de les préparer à l'évacuation qui s'en

fait d'ordinaire par les felles, par les urines, & par la fenfible & l'infenfible tranfpiration. Au refte, Monfieur, c'eft au Medecin éclairé de l'ordonner de la maniere, & dans la quantité qui fera convenable, & le tout fuivant la differente difpofition & les divers temperamens de chaque perfonne.

Lors que je vous ay parlé d'experiences, ce n'a pas efté en l'air, & voicy des certificats de Docteurs en Medecine qui font une conviction contre laquelle il n'y a plus moyen de tenir : en cas de befoin, j'en ay veû une cinquantaine d'autres. Je fuis avec toute l'eftime & la reconnoiffance poffibles, Monfieur, Voftre tres-humble, &c. *Ce 15. May 1707.*

---

### *Certificat de M. Hecquet.*

Nous fouffigné Docteur Regent de la faculté de medecine de Paris, certifions que M. de Tilleres Avocat en Parlement eftant incommodé depuis long temps d'une douleur opiniâtre entretenuë *par une humeur de rhumatifme qui occupoit le flanc droit, & les parties voifines,* s'eft trouvé fort foulagé de ce fafcheux mal, par l'ufage des eaux minerales de feu M. Billet, par la liberté du ventre qu'elles luy procuroient fans le fatiguer : de forte qu'il eft maintenant en un eftat de parfaite guerifon. Fait à Paris ce premier Février 1707. P. Hecquet.

### *Certificat de M. du Frefne.*

Nous fouffigné Docteur Régent en la faculté de Medecine de Paris, certifions que M. le Duc Avocat en Parlement, eftant fort incommodé depuis long temps, *d'étourdiffements & défaillances cau-*

sées & entretenuës par le suc de sa rate aigri, & que les purgatifs ni les adoucißans ou précipitans n'auroient pu dißiper sans de fréquentes récidives, s'est trouvé dans un estat de rétablissement, depuis qu'il a mis en usage les eaux de la source de feu M. Billet, par la liberté du ventre, & la facilité des urines qu'elles luy procuroient sans le fatiguer, quoyqu'il n'en prist que trois ou quatre verres au plus le matin. De sorte qu'il se trouve entierement débarrassé de ces fumées qu'on nomme ordinairement vapeurs, & tres-soulagé des reßentimens de goute qu'il reßentoit avant l'usage desdites eaux. Fait à Paris ce 9. Mars 1707. Du FRESNE.

## Certificat de M. Duhesne.

NOus soussigné Docteur Regent de la Faculté de Medecine de Paris, certiffions que M. le DOUX Avocat en Parlement, a esté considerablement soulagé, d'un intemperie de foye, qui causoit un reflus de bile dans la masse du sang, & excitoit dans le cerveau un engourdißement des fonctions de cette partie, par l'usage des eaux naturelles & minerales du jardin de feu M. Billet prés la Croix Fauxbin, dans le Fauxbourg S. Antoine. A Paris ce 5. Fevrier 1707. DUHESNE.

## Certificat de M. Gaillard.

NOus soussigné Docteur Regent en la Faculté de Medecine de Paris, certiffions que l'usage des eaux naturelles & minerales, dont la source est dans le jardin de feu M. Billet, aux Faux-bourg S. Antoine, prés la Croix Fauxbin, sont tres-utiles à la santé de Mademoiselle Bernard ; en ayant déja usé avec un grand succés, contre les vapeurs & deffaillan-

*ces.* A Paris ce 11. Avril 1707. **GAILLARD.**

### *Certificat de M. Jacquemier.*

NOus souffigné Docteur Regent de la Faculté de Medecine en l'Univerfité de Patis, certiffions que ler eaux naturelles & minerales qu'on trouve dans le jardin de feu M. Billet *conviennent grandement à Madame Angelique, Religieufe de Sainte Marie, Faux-bourg Saint Germain, eu égard aux principes qui compofenr ces eaux, tres-favorables à une perfonne attaquée de vapeurs & d'autres infirmitez provenantes de leurs caufes.* A Paris ce 12. Mars 1707. **JACQUEMIER.**

### *Approbation de M. le Doyen de la Faculté de Medecine de Paris.*

NOus souffigné Docteur Regent ancien Proffeur, & à prefent Doyen de la Faculté de Medecine de Paris, certifions qu'il n'y a rien dans les precedentes lettres, écrites fur l'eau minerale de la fource du jardin de feu M. Billet, qui n'en redemande l'impreffion. Fait à Paris ce 11. Aouft 1707. **POIRIER.**

### *Permiffion d'imprimer.*

VEu l'approbation du Sieur Doyen de la Faculté de Medecine, avons permis d'imprimer, ce 14. Aouft 1707. **M. R. DE VOYER D'ARGENSON.**